Samuel Pecho Silva
Yolanda Bravo

Manual Básico de Broncofibroscopía y Procedimientos Endoscópicos

Samuel Pecho Silva
Yolanda Bravo

Manual Básico de Broncofibroscopía y Procedimientos Endoscópicos

La Anatomía Pulmonar y Los Procedimientos Endoscópicos

Editorial Académica Española

Imprint
Any brand names and product names mentioned in this book are subject to trademark, brand or patent protection and are trademarks or registered trademarks of their respective holders. The use of brand names, product names, common names, trade names, product descriptions etc. even without a particular marking in this work is in no way to be construed to mean that such names may be regarded as unrestricted in respect of trademark and brand protection legislation and could thus be used by anyone.

Cover image: www.ingimage.com

Publisher:
Editorial Académica Española
is a trademark of
International Book Market Service Ltd., member of OmniScriptum Publishing Group
17 Meldrum Street, Beau Bassin 71504, Mauritius

Printed at: see last page
ISBN: 978-620-2-11047-1

ÍNDICE

Introducción — 5

Indicaciones — 6

Contraindicaciones — 7

Personal Requerido — 8

Requerimiento ideal de materiales — 9

Modelo de Unidad de Broncoscopía — 10

Descripción del procedimiento — 12

Anatomía Pulmonar Básica — 15

Visión Endoscópica de la Rama Bronquial Derecha — 23

Visión Endoscópica de la Rama Bronquial Izquierda — 33

Broncofibroscopía Diagnóstica — 43

Broncofibroscopía Terapéutica — 53

Procedimientos Terapéuticos Avanzados — 55

La endoscopía respiratoria o broncofibroscopía ha sufrido un desarrollo notable en los últimos años, consistente en la universalización de la técnica en hospitales de nivel III a nivel nacional, además se han puesto en marcha unidades secundarias de endoscopía respiratoria en servicios médicos diferentes al de neumología. Esto, unido a un crecimiento sostenido en el número de procedimientos, y paralelo al aumento de la demanda hace necesario hacer de conocimiento de las diferentes especialidades médicas los procedimientos habituales y emergentes de esta rama de la neumología.

Esta mayor complejidad hace necesario disponer de médicos neumólogos endoscopistas, enfermeras y técnicos de enfermería familiarizados y especializados en este tema.

Este manual tiene un carácter educativo para la comunicad médica no familiarizada con este procedimiento, agregando una revisión de la anatomía bronquial vista desde un endoscopio junto con la descripción de los procedimientos diagnósticos y terapéuticos con los cuales contamos actualmente.

Los autores

Diagnóstica

VALORACIÓN DE SIGNOS Y SÍNTOMAS

- Hemoptisis
- Tos persistente
- Disfonía
- Broncorrea
- Sibilantes unilaterales

SOSPECHA DE NEOPLASIA

- Parálisis de cuerda vocal no explicada
- Estridor
- Sibilantes unilaterales
- Colapso segmentario o lobar
- Evaluación de nódulos o masas identificados por métodos radiológicos o tomográficos
- Parálisis hemidiafragmática o elevación del hemidiafragma derecho no explicada
- Citología de esputo sospechosa de malignidad
- Efusión pleural no explicada
- Estadiaje de cáncer pulmonar

DIAGNÓSTICO MICROBIOLÓGICO DE INFECCIONES RESPIRATORIAS

- En pacientes inmunodeprimidos.
- En inmunocompetentes.

ENFERMEDAD PULMONAR INTERSTICIAL DIFUSA

- BAL (Lavado Broncoalveolar)
- Biopsia pulmonar transbronquial

Terapéutica

1. Aspiración de secreciones
2. Extracción de cuerpos extraños
3. Tapones de moco recurrentes que causan colapso lobar en pacientes en ventilación mecánica.
4. Ablación endobronquial de tumores (crioterapia, láser)
5. Inserción de stents en la vía aérea
6. Termoplastía bronquial para el Asma
7. Diagnóstico de Fístula Traqueobronquial
8. Intubaciones difíciles
9. Confirmar la colocación del tubo endotraqueal
10. Resolución de Atelectasias

CONTRAINDICACIONES

Relativas

1. Falta de colaboración del paciente.
2. EPOC o Asma Bronquial no controlada.
3. Insuficiencia respiratoria
4. Hipertensión pulmonar grave
5. Debilidad, malnutrición, edad avanzada

Absolutas

1. Ausencia de consentimiento del paciente.
2. Falta de experiencia o de dotación técnica adecuada.
3. Insuficiencia respiratoria no corregible.
4. Coagulopatía no controlada.
5. Ángor inestable o infarto de miocardio reciente (dentro de las 4 -6 semanas de sucedido)
6. Arritmias cardíacas no controladas
7. ACV reciente en las últimas 4 semanas

- Neumólogo broncoscopista entrenado
- Enfermera (o) entrenada(o) en este procedimiento
- Técnica (o) de enfermería entrenada(o) en este procedimiento

- El Neumólogo Broncoscopista debe explicarle al paciente en que consiste la exploración, las molestias que puede sentir y el objetivo de la misma, para lograr la mayor cooperación posible por parte del paciente e inspirarle confianza y seguridad durante el procedimiento.
- Debe revisar las indicaciones y contraindicaciones para cada paciente.
- El paciente debe firmar el consentimiento informado luego de la explicación y la resolución de todas sus dudas.

Según recomendaciones, una unidad que realice más de 500 estudios endoscópicos al año debe contar con (esto puede variar con cada institución):

- Sala de espera para enfermos y acompañantes y de Recepción.

- Dos salas de trabajo, ambas con toma de oxígeno y dos tomas de vacío (aspiración por el broncoscopio y por la boca). Es recomendable disponer de sistemas de ventilación que produzcan entre 12 a 14 cambios de aire por hora, para evitar contaminaciones.

- En la mayoría de nuestros hospitales peruanos disponemos de una sola sala de trabajo con un flujo de pacientes entre 3 a 4 por turno de 4 a 6 horas según cada institución.

- Una Sala de recuperación post-broncoscopía que debe disponer de toma de oxígeno y vacío.

- Una Sala de limpieza y desinfección del instrumental con suficiente ventilación que disponga de un fregadero amplio, con agua caliente y fría. Si no se dispone de lavadora de broncoscopios y se utiliza como desinfectante glutaraldehído debe existir un sistema extractor de aire en esta sala.

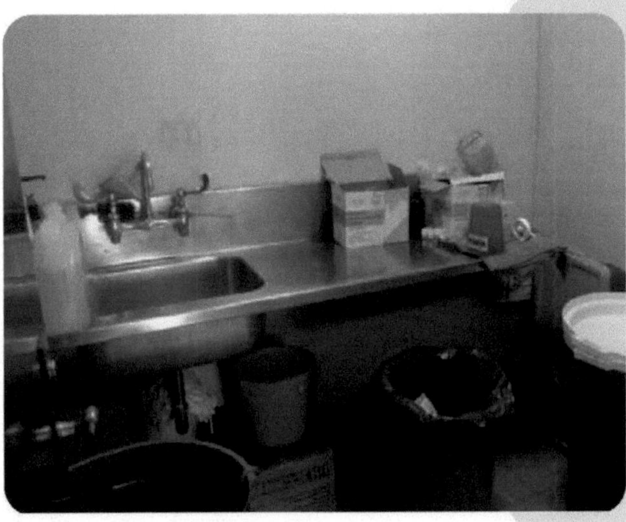

Sala de
Residuos
Biomédicos

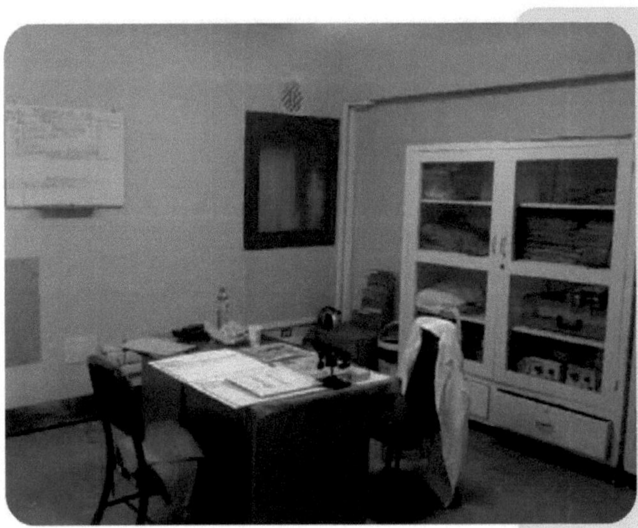

Sala de
Recepción
del Paciente

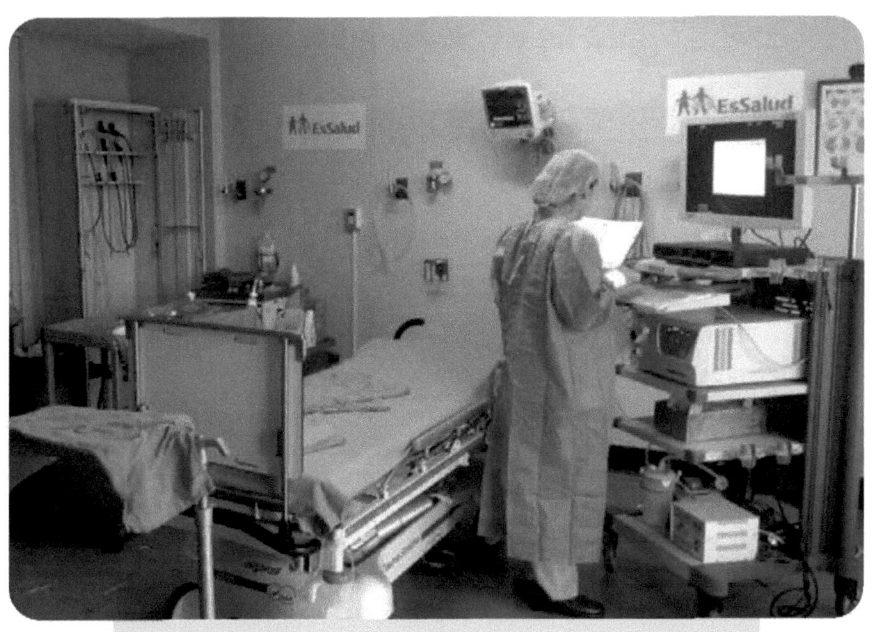

Sala de Procedimientos y Reposo
Casillero de Equipos
Doble toma para Succión
Camilla Móvil
Monitor Externo de Funciones Vitales
Coche de Paro
Módulo de Broncoscopía
Mesa de Trabajo de Enfermería

El Paciente debe encontrarse en ayunas

- 6 horas para alimentos sólidos y 4 horas para alimentos líquidos

Anestesia Local y Sedación:

Primera fase: se comienza con Xilocaína 10 % en aerosol (Se usa También la xilocaína al 2%): Primero se anestesian la cavidad oral, orofaringe, pilares amigdalianos, pared posterior de faringe. Con un instilador curvo se intenta anestesiar las cuerdas vocales

— Variantes: en algunas ocasiones se decide nebulizar al paciente con xilocaína al 2%, se pueden también anestesiar las fosas nasales si el procedimiento se realizará a través de ellas.

— Se aplica midazolam endovenoso para lograr la sedación del paciente y la amnesia del procedimiento.

Segunda fase de anestesia: comienza cuando se introduce el broncoscopio a través de la boca (variante: a través de las fosas nasales) en dirección a la epiglotis, se instila xilocaína al 2% en alicuotas de 3 a 5 mL sobre las cuerdas vocales para luego introducir el aparato a través de las cuerdas vocales y visualizar la tráquea. La cantidad total de xilocaína no debe exceder de 20 mL lo que es igual a 400 mg.

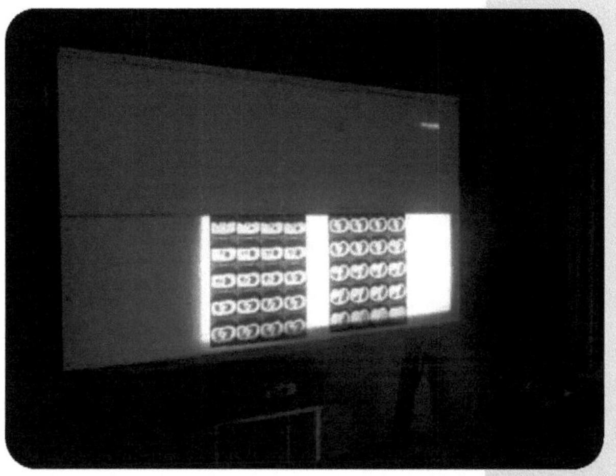

Planificación
del
Procedimiento
a Realizar

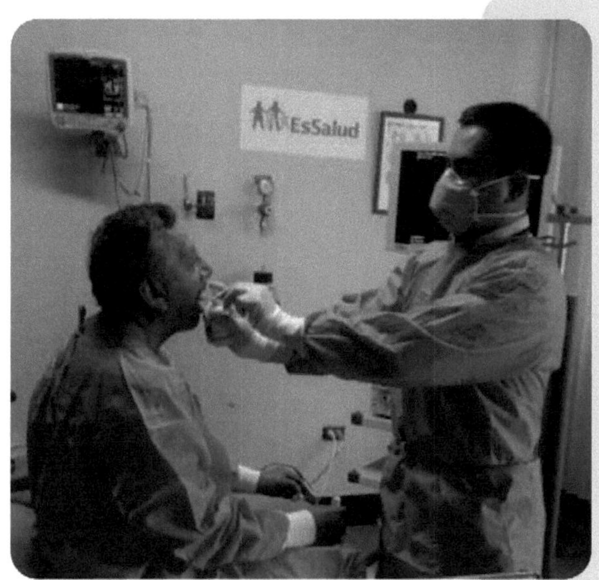

Instilación
de Xilocaína
en la
Cavidad Oral

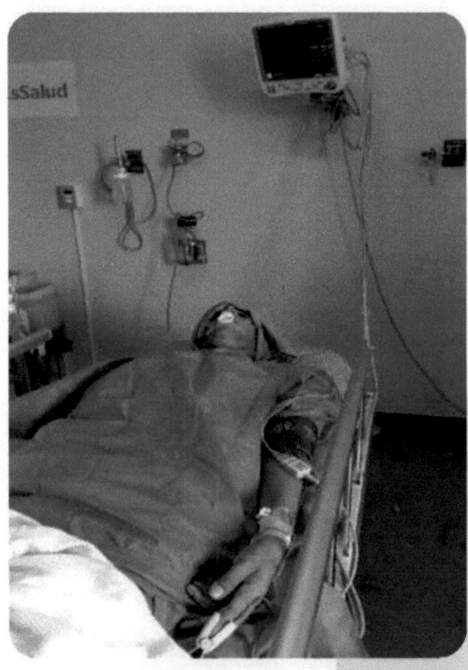

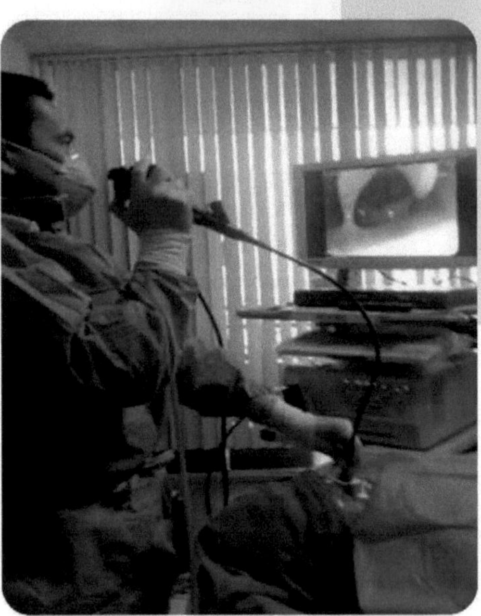

Preparación del paciente:
Colocación de Vía Endovenosa Periférica

Monitorización de parámetros:
Saturación de Oxígeno – Derivación DII – PA Apoyo con O2 suplementario

Sedación con Midazolam

Intubación Vía Oral

- **Lóbulo superior Derecho**

    S1: Apical
    S2: Posterior
    S3: Anterior

- **Lóbulo Medio**

    S4: Lateral
    S5: Medial

- **Lóbulo Inferior Derecho**

    S6: Apical
    S7: Medial
    S8: Anterior
    S9: Lateral
    S10: Posterior

- **Lóbulo superior Izquierdo**

    División Superior
        S1-2: Ápico-Posterior
        S3: Anterior

    Língula
        S4: Superior
        S5: Inferior

- **Lóbulo Inferior Izquierdo**

    S6: Apical
    S8: Anterior
    S9: Lateral
    S10: Posterior

Durante la Broncofibroscopía se utiliza la Letra "B" para indicar el bronquio correspondiente al segmento pulmonar

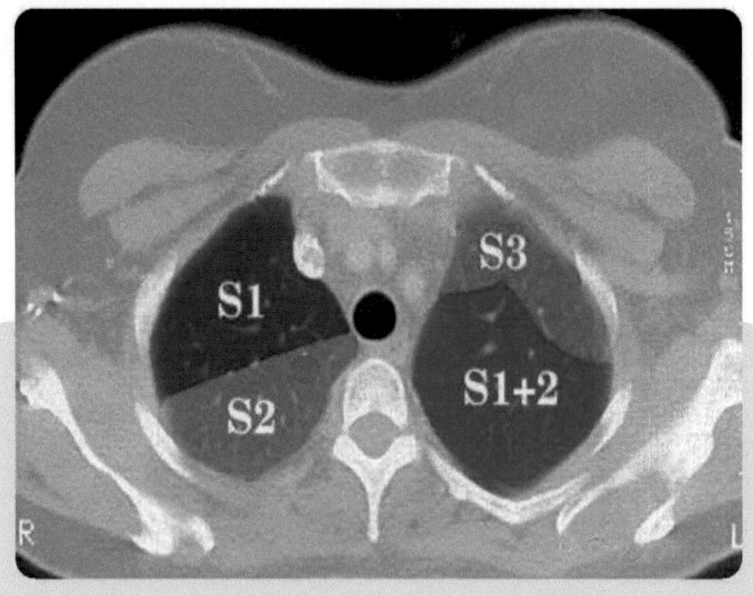

Ejemplo: Siendo la imagen redondeada la representación de una masa pulmonar ubicada en el Segmento 2 del pulmón derecho, entonces para poder realizar un procedimiento programado como BAL, Biopsia Transbronquial o Cepillado Bronquial, El Operador debe dirigir el Broncofibroscopio al Bronquio B2 y a través de éste realizar los procedimientos de acuerdo al caso

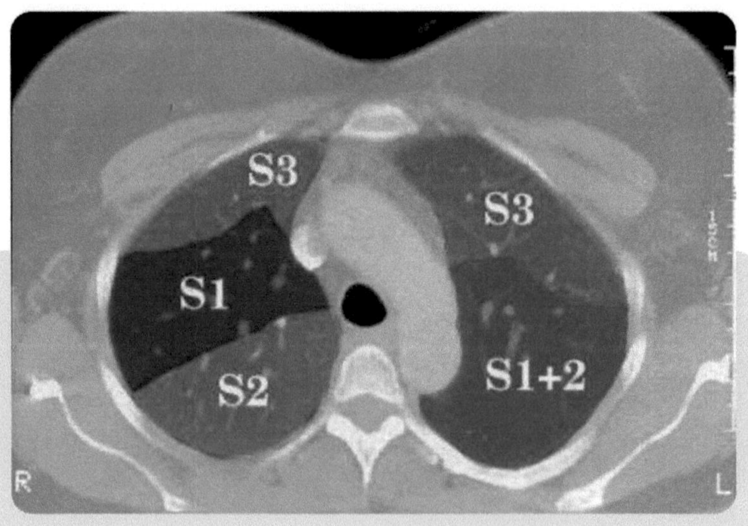

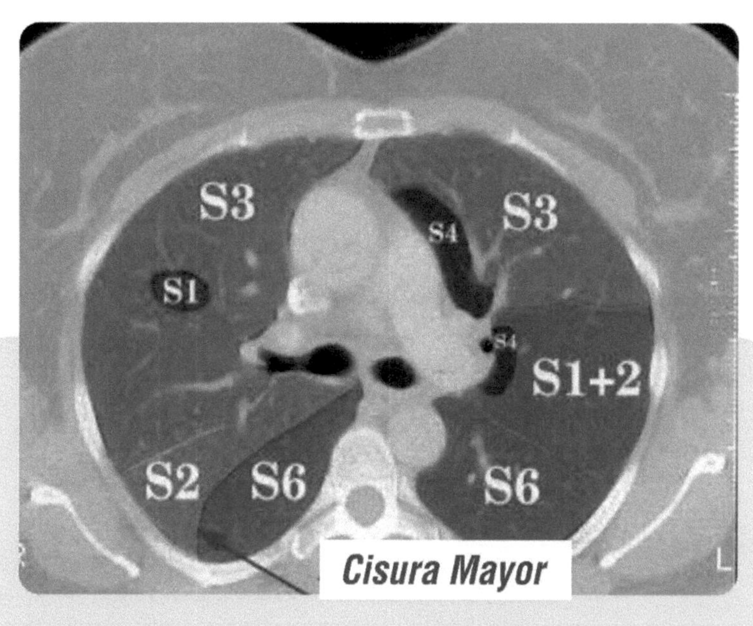
S3
S3
S4
S1
S4
S1+2
S2
S6
S6
Cisura Mayor

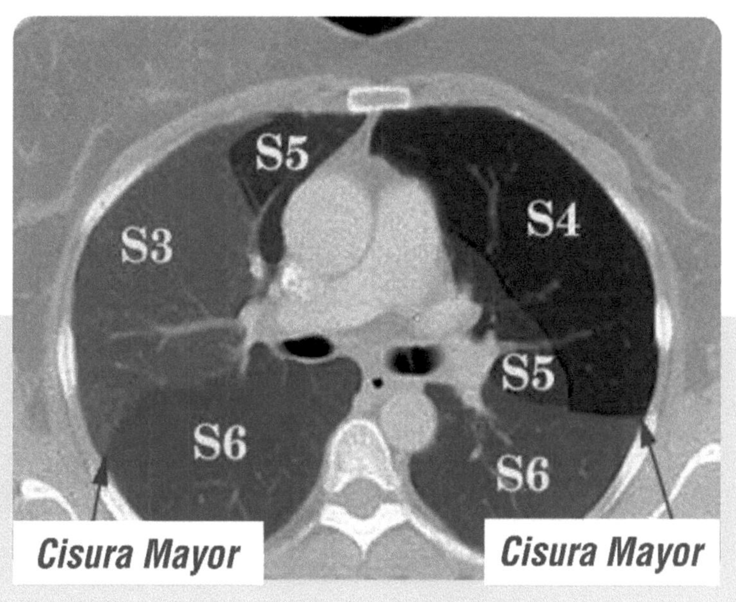
S5
S3
S4
S6
S5
S6
Cisura Mayor
Cisura Mayor

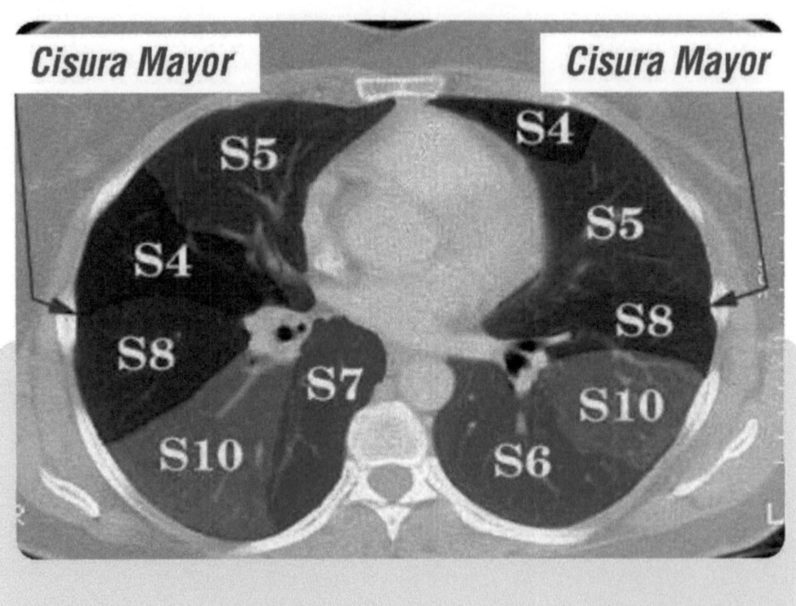

Cisura Mayor
Cisura Mayor
S5
S4
S4
S5
S8
S8
S7
S10
S10
S6

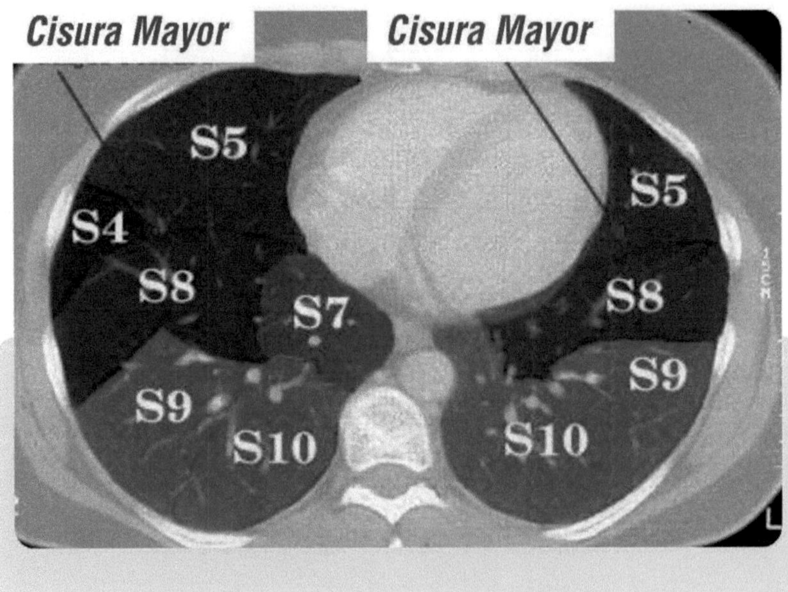

Cisura Mayor
Cisura Mayor
S5
S5
S4
S8
S8
S7
S9
S9
S10
S10

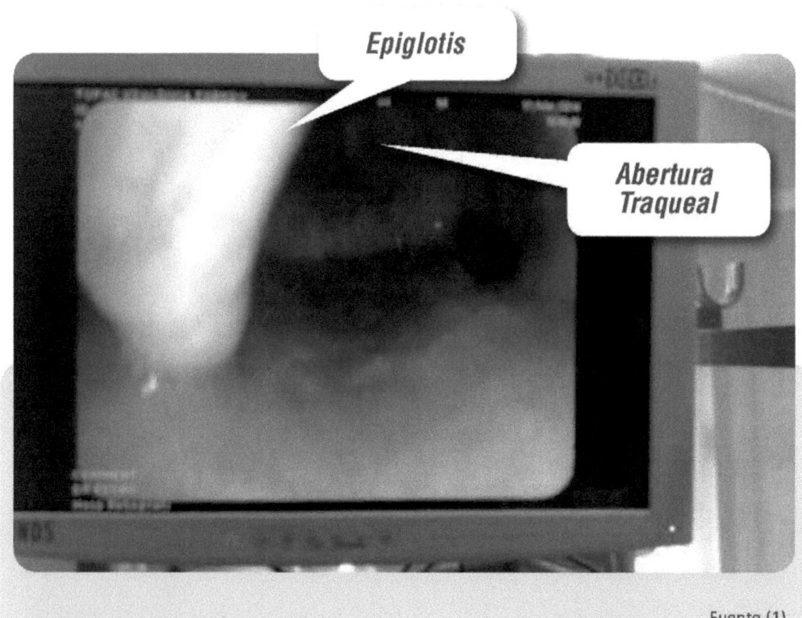

Fuente (1)

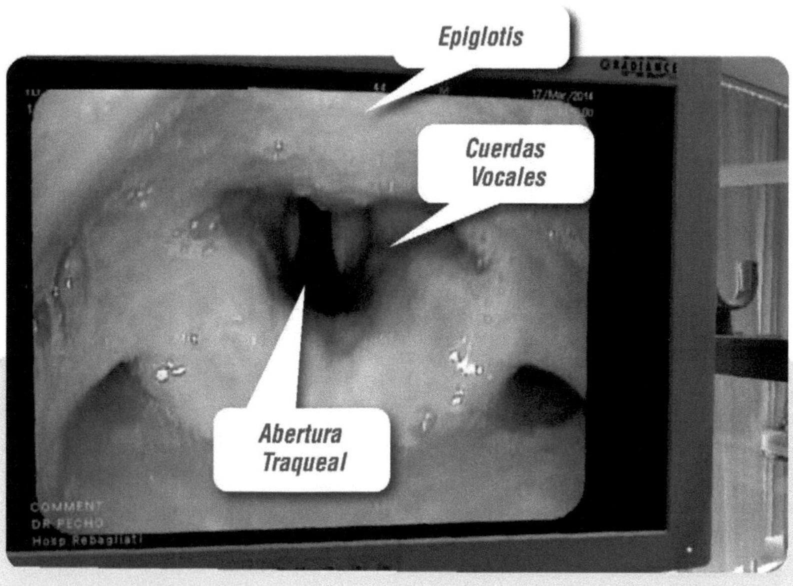

Fuente (1)

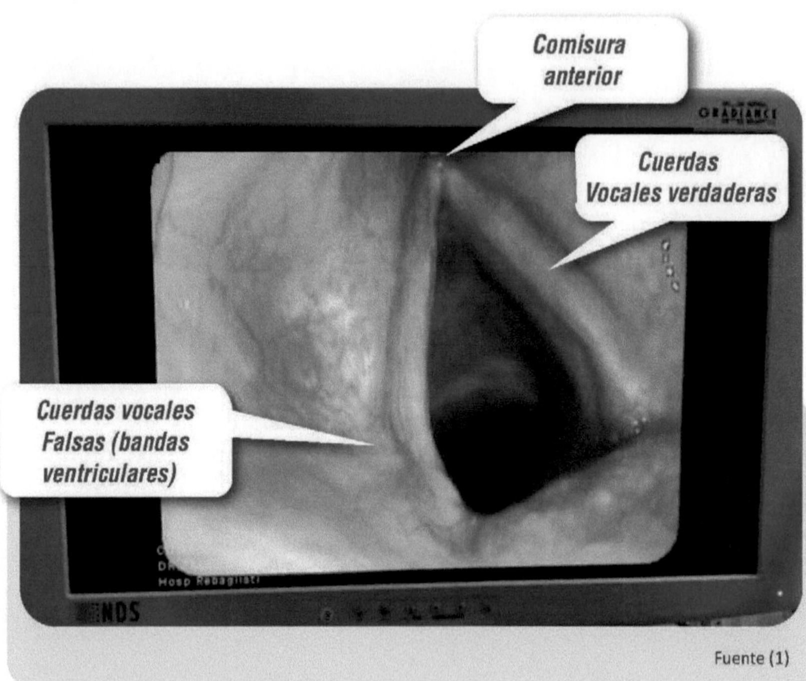

Fuente (1)

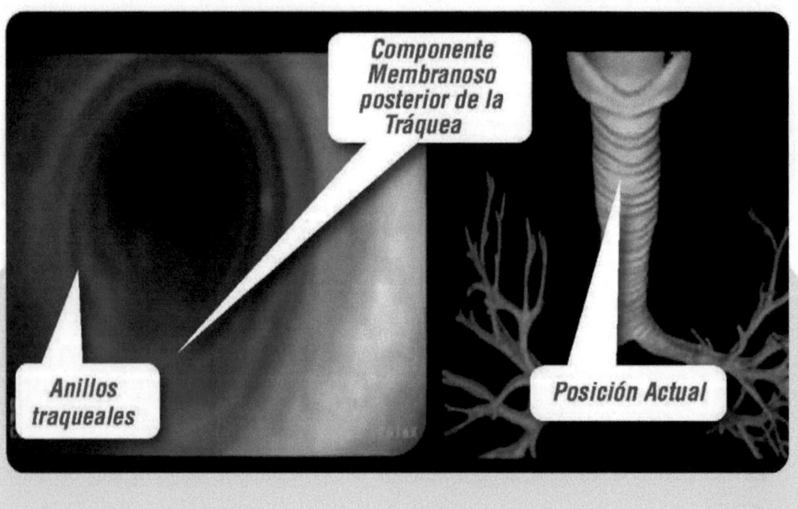

Fuente (3)

Rama Bronquial Izquierda
Carina Principal
Anillos Traqueales
Componente Membranoso posterior de la Tráquea
Rama Bronquial Derecha

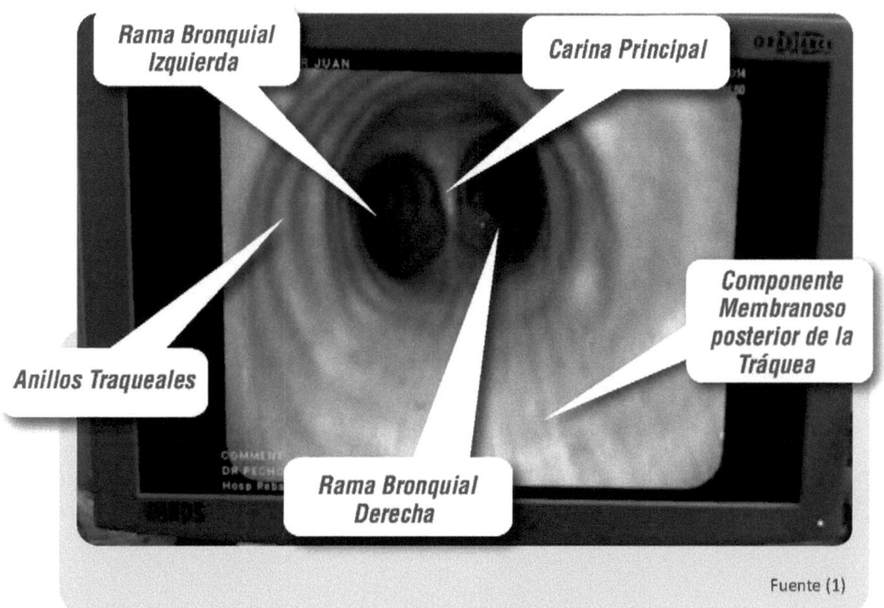

Fuente (1)

Visión endoscópica de la rama bronquial DERECHA

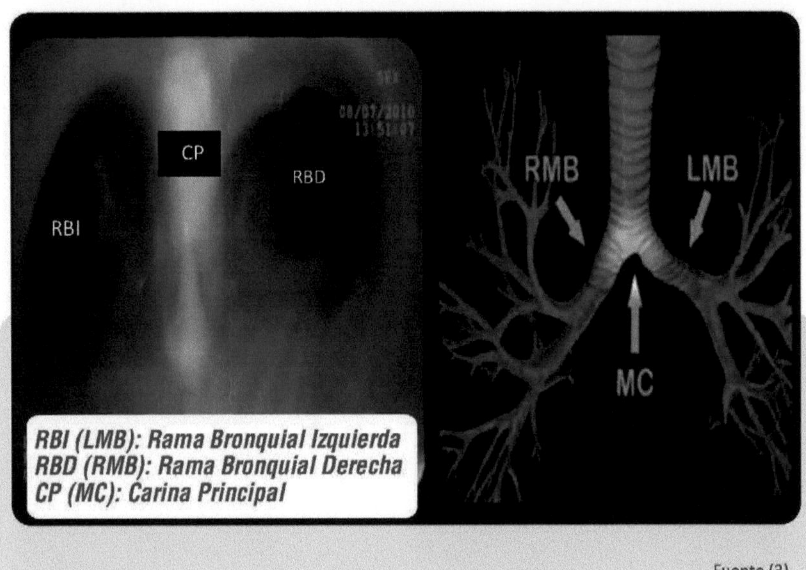

Fuente (3)

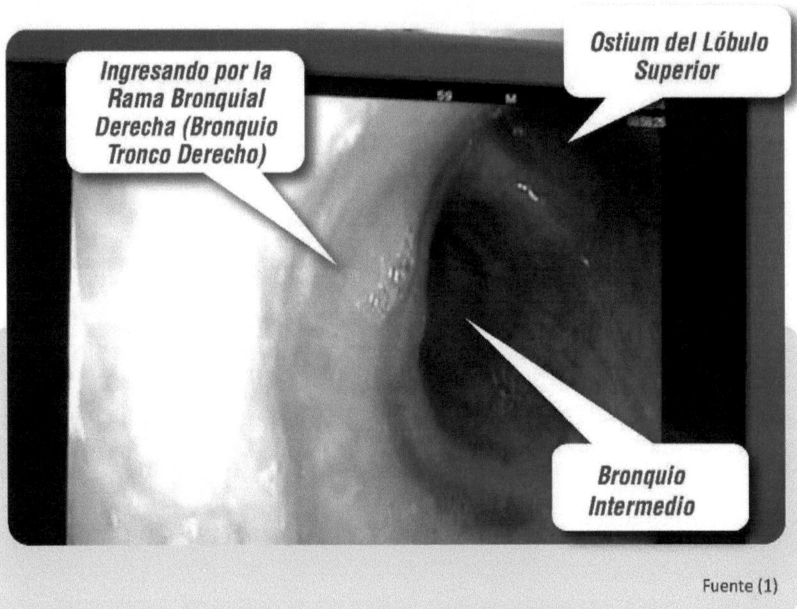

Fuente (1)

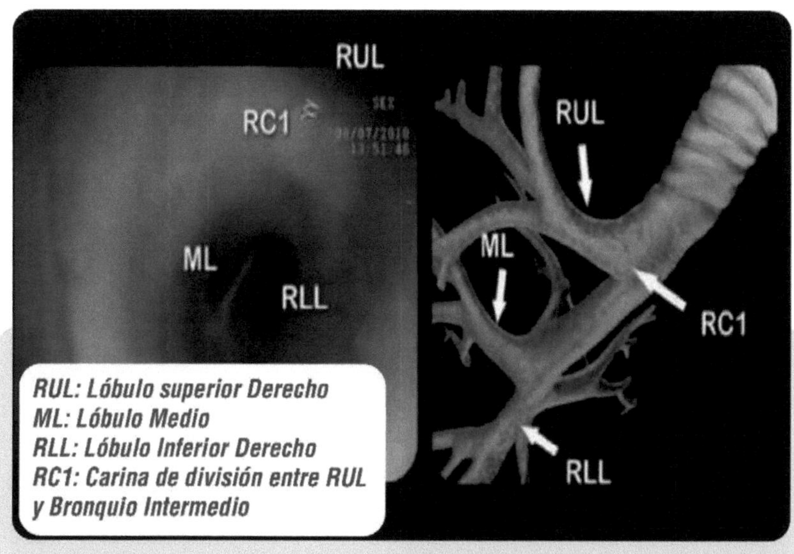

Fuente (3)

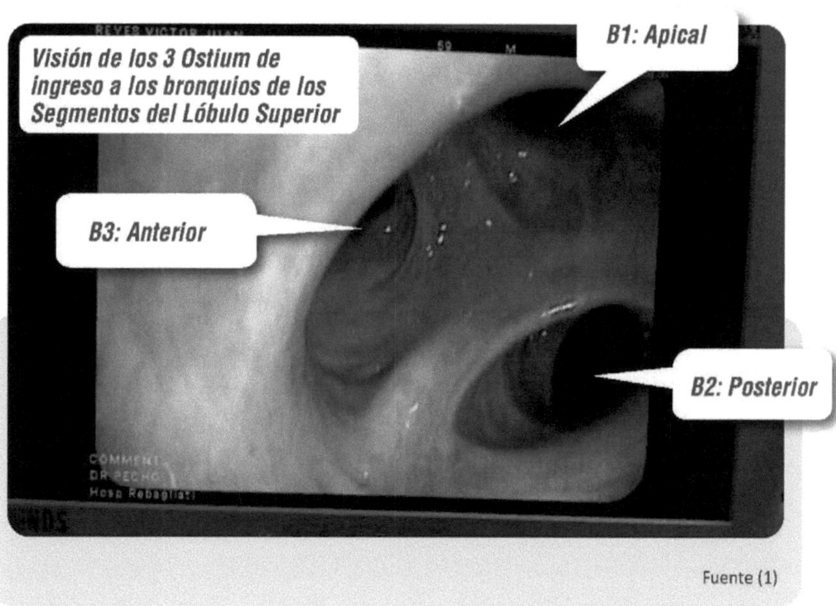

Fuente (1)

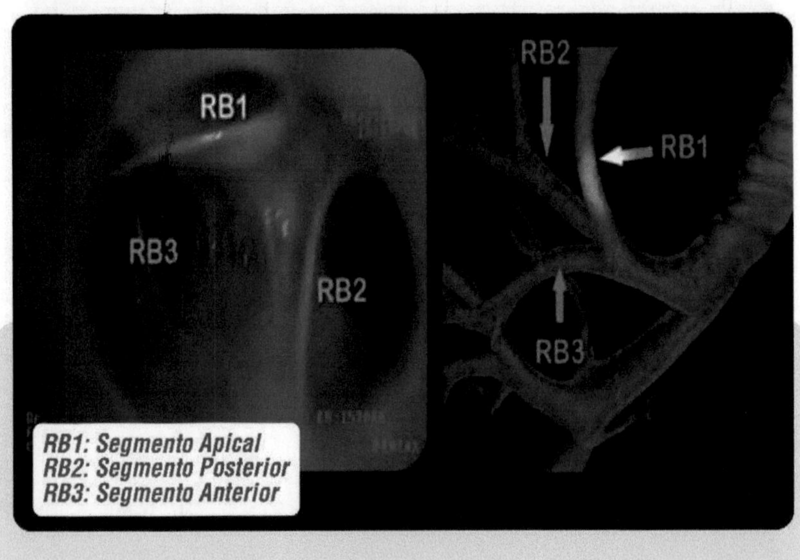

Fuente (3)

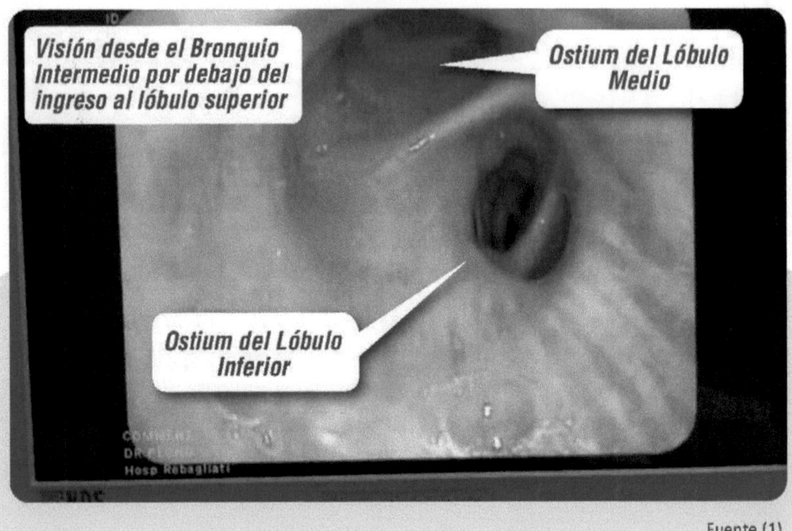

Fuente (1)

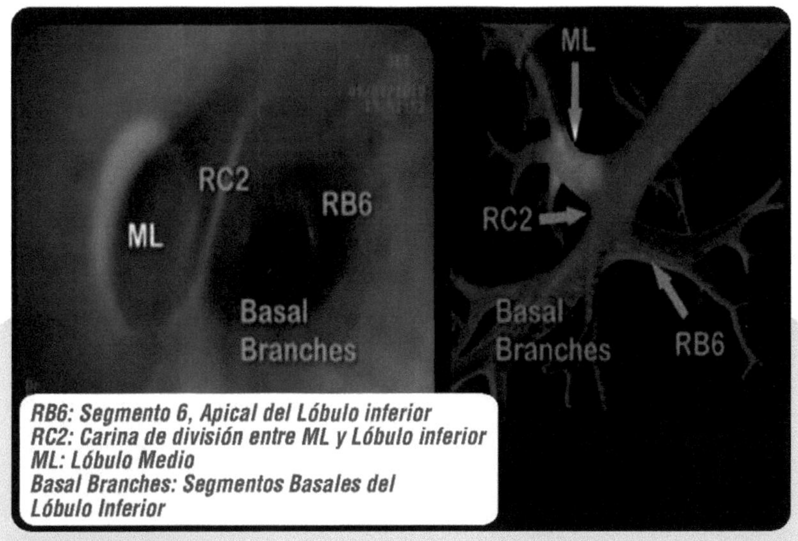

RB6: Segmento 6, Apical del Lóbulo inferior
RC2: Carina de división entre ML y Lóbulo inferior
ML: Lóbulo Medio
Basal Branches: Segmentos Basales del Lóbulo Inferior

Fuente (3)

Visión del Lóbulo Medio

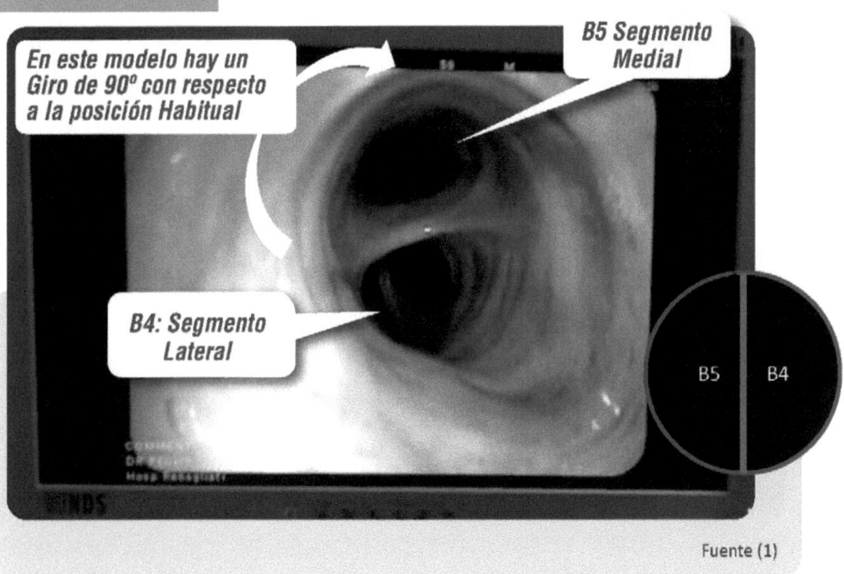

Fuente (1)

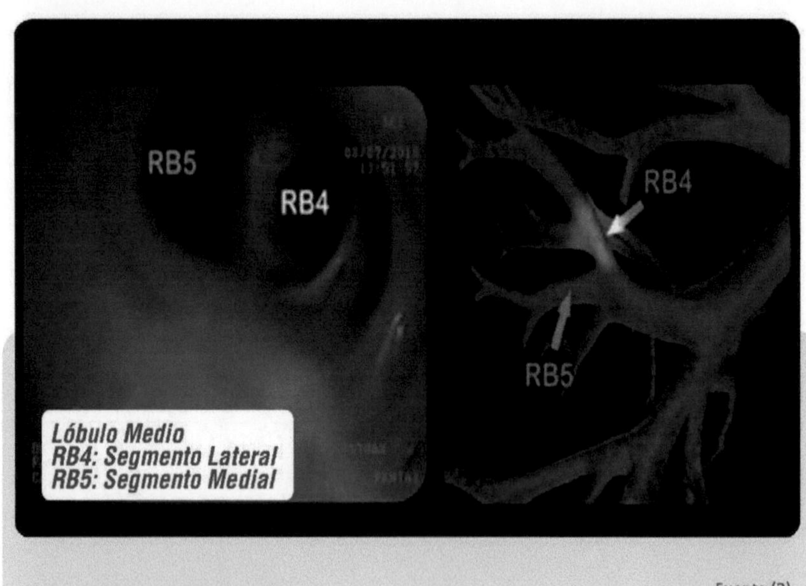

Fuente (3)

Visión del Ostium al Lóbulo Inferior

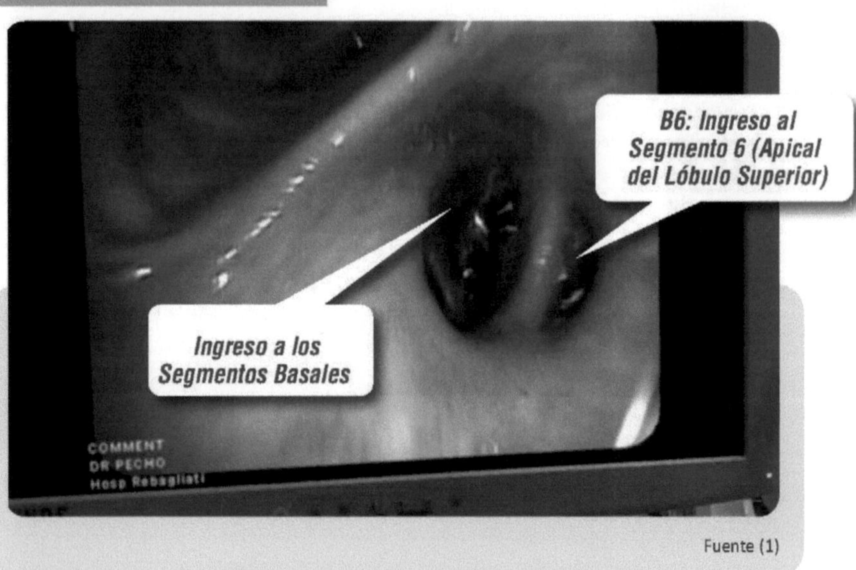

Fuente (1)

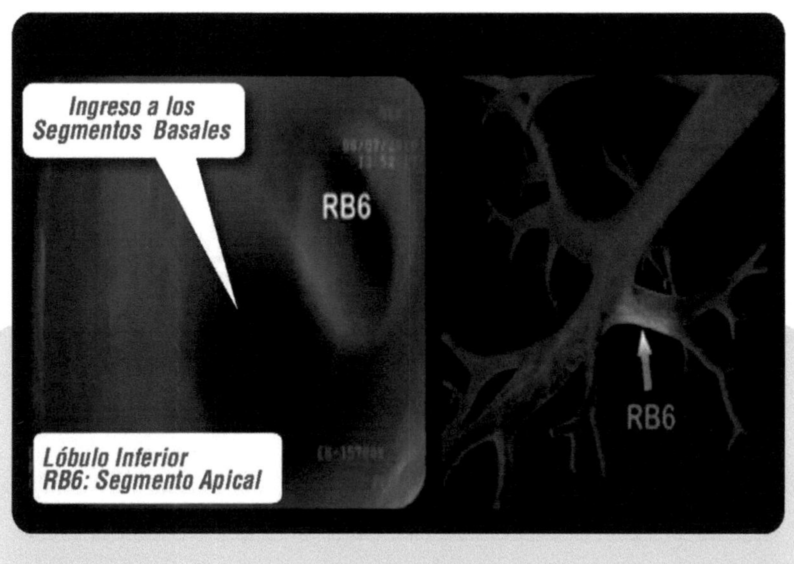

Fuente (3)

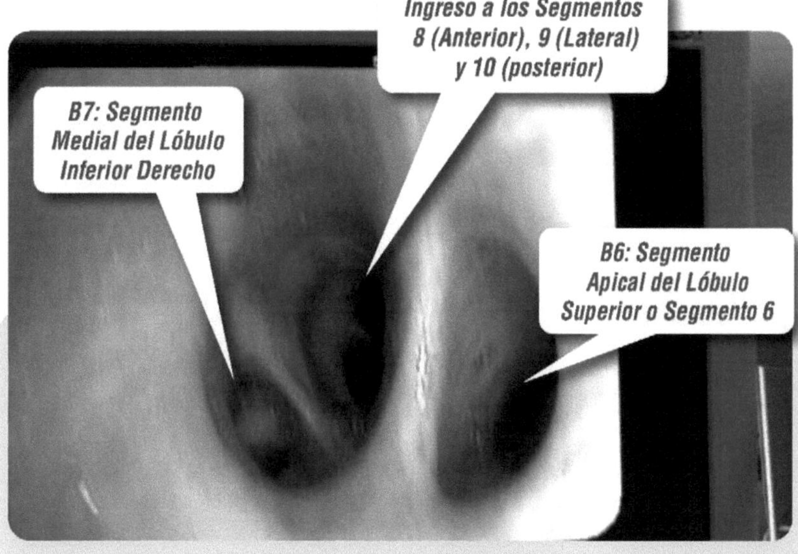

Fuente (1)

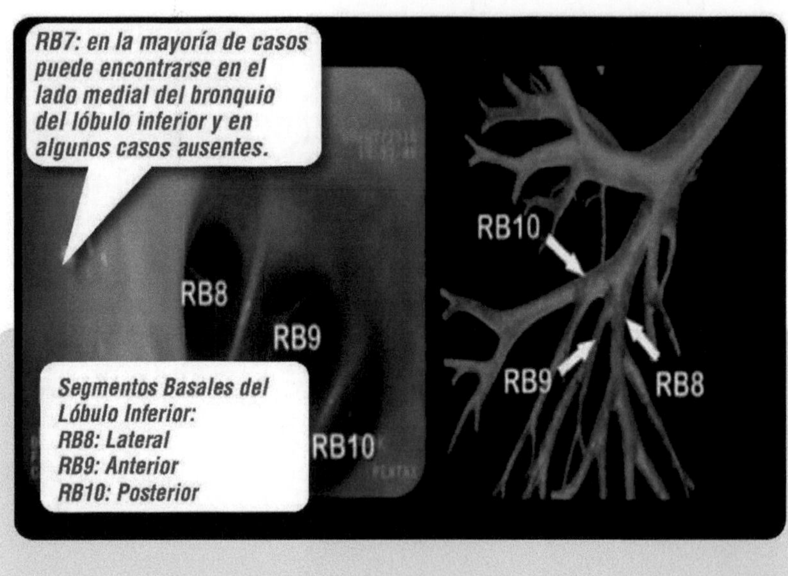

Fuente (3)

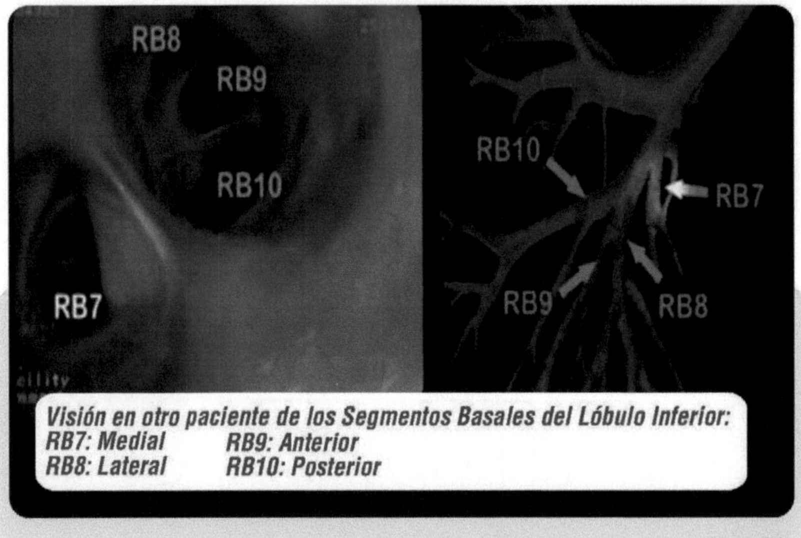

Fuente (3)

B9 Lateral
B8 Anterior
B7 Medial
B6 Apical
COMMENT
DR PECHO
Hosp Rebagliati
NDS

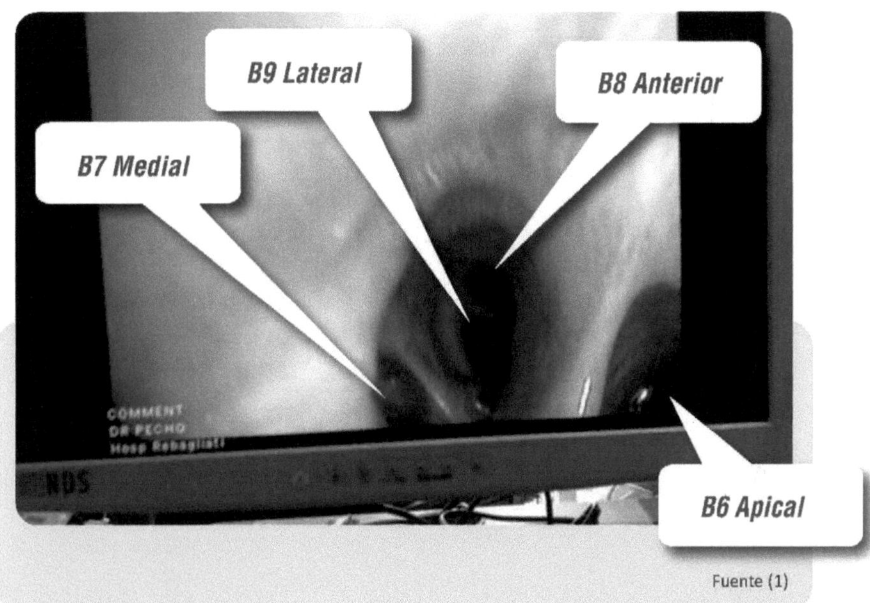

Fuente (1)

Visión endoscópica de la rama bronquial IZQUIERDA

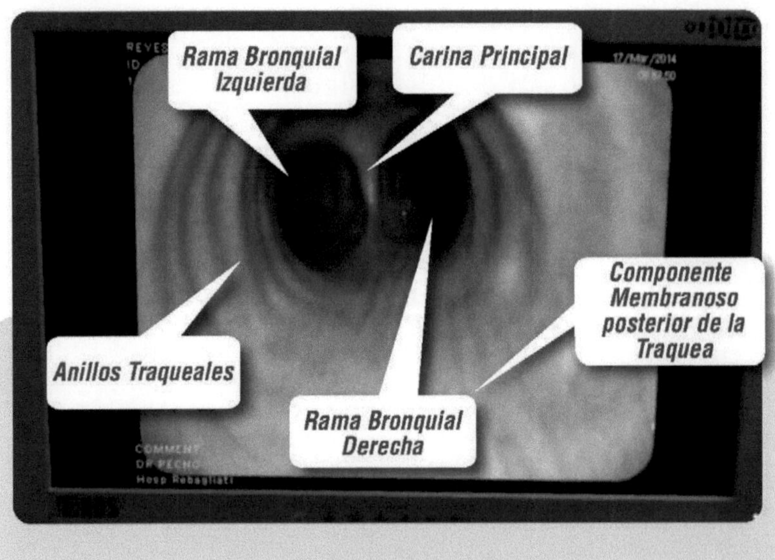

Fuente (1)

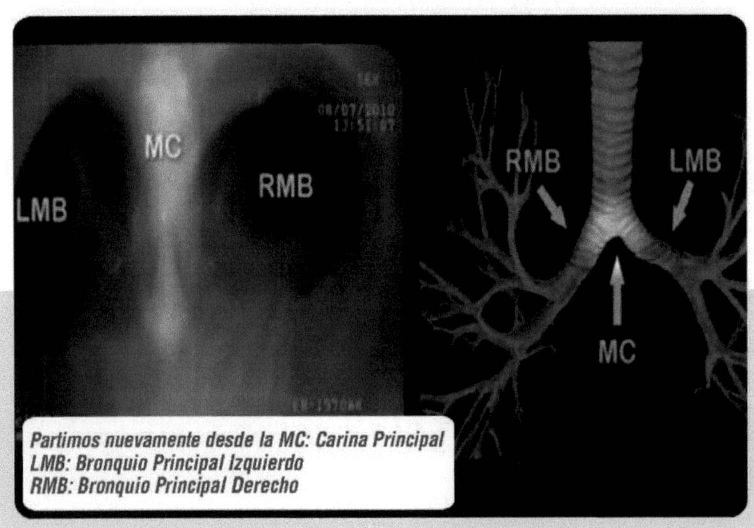

Partimos nuevamente desde la MC: Carina Principal
LMB: Bronquio Principal Izquierdo
RMB: Bronquio Principal Derecho

Fuente (3)

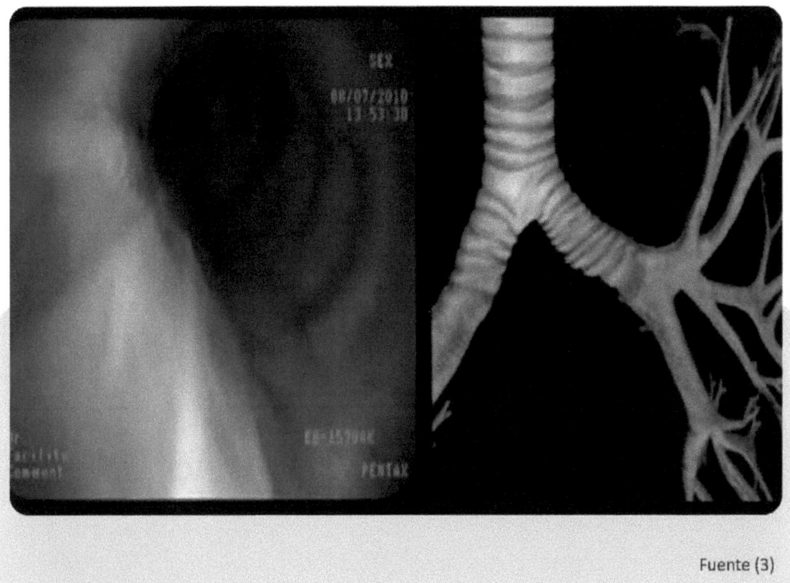

Fuente (3)

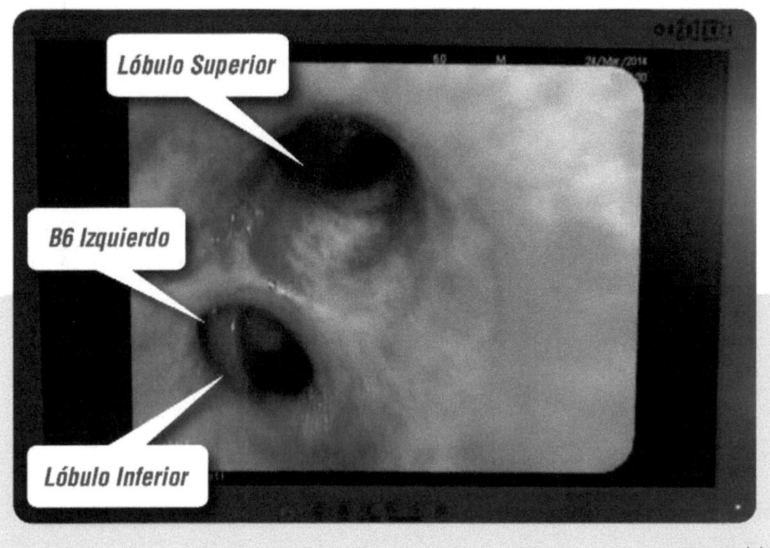

Fuente (1)

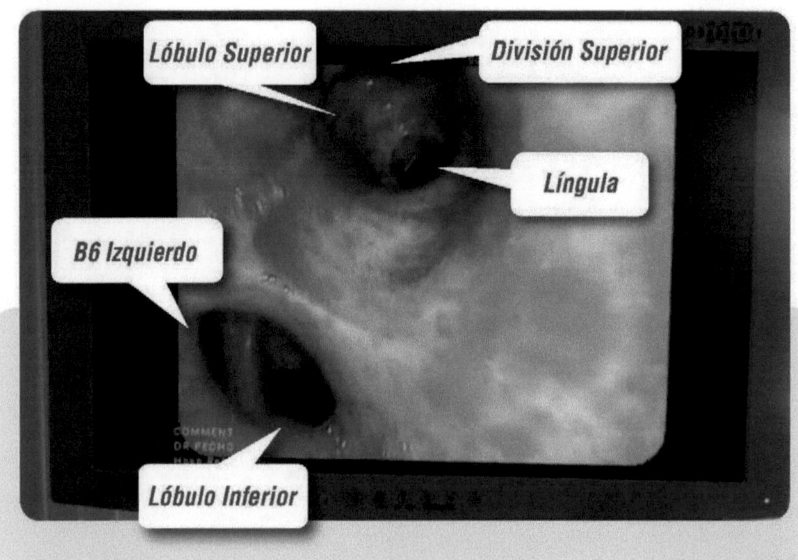

Fuente (1)

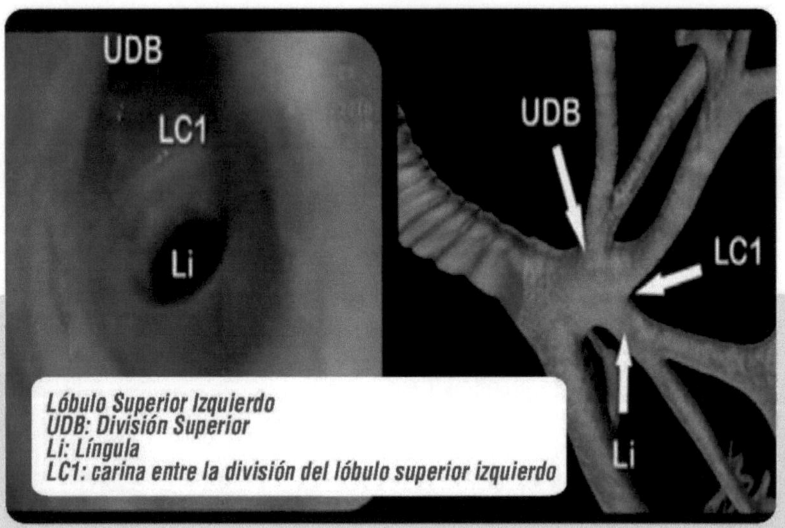

Fuente (3)

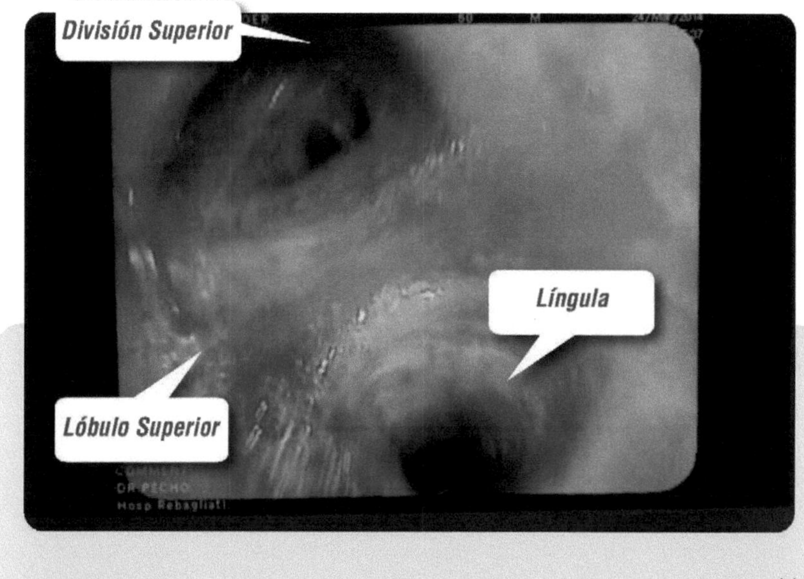

Fuente (1)

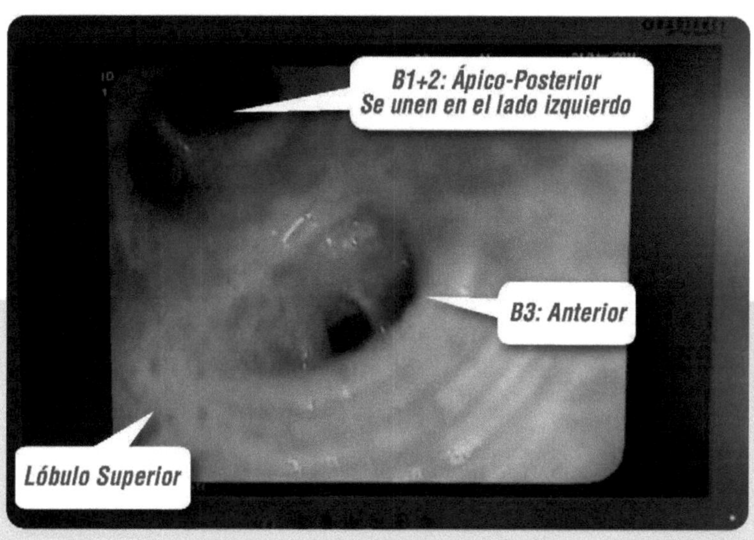

Fuente (1)

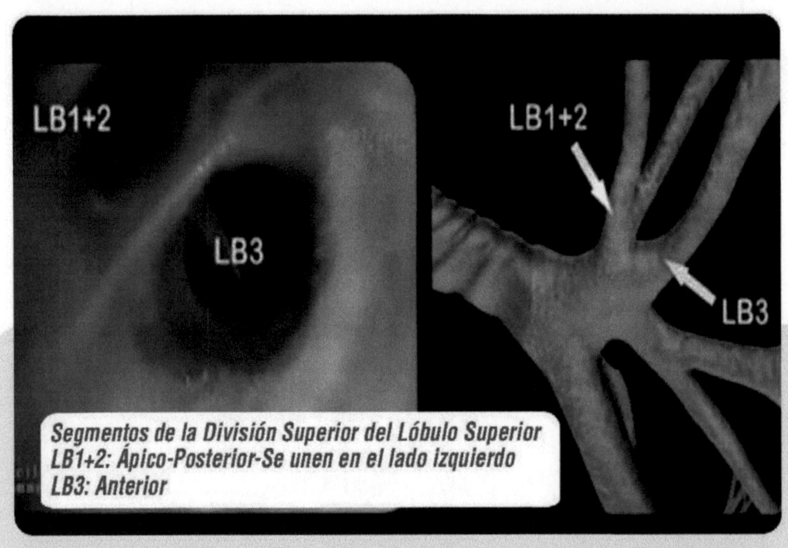

Segmentos de la División Superior del Lóbulo Superior
LB1+2: Ápico-Posterior-Se unen en el lado izquierdo
LB3: Anterior

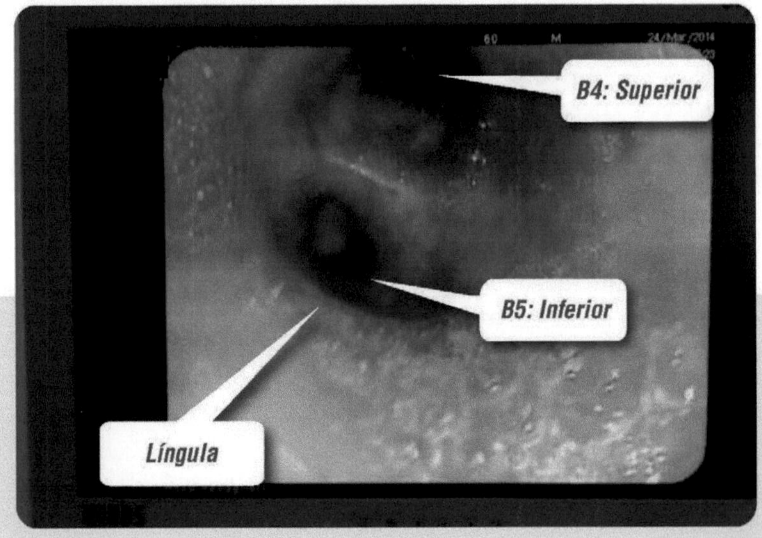

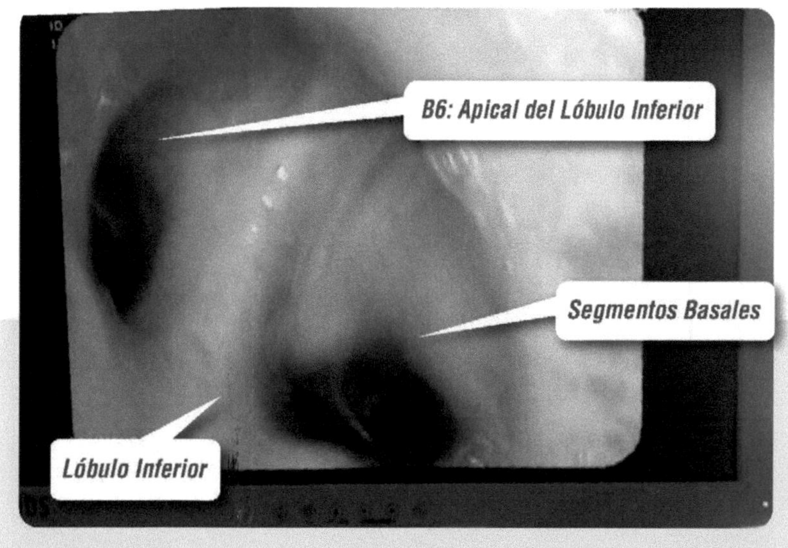

Fuente (1)

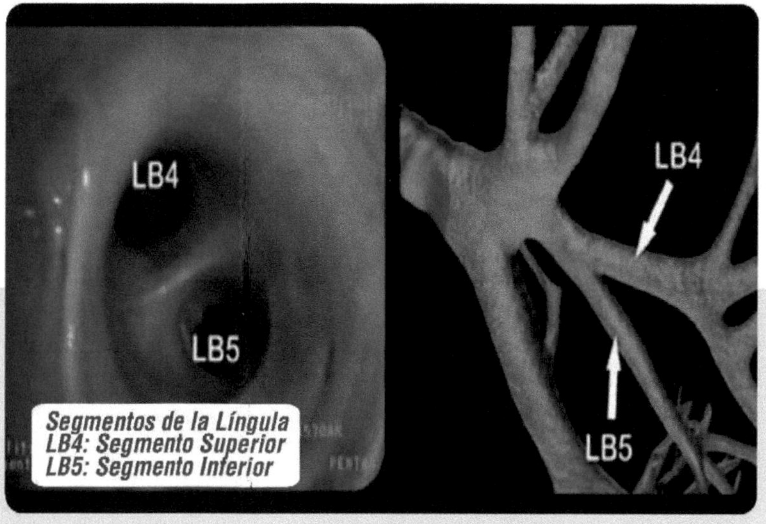

Fuente (3)

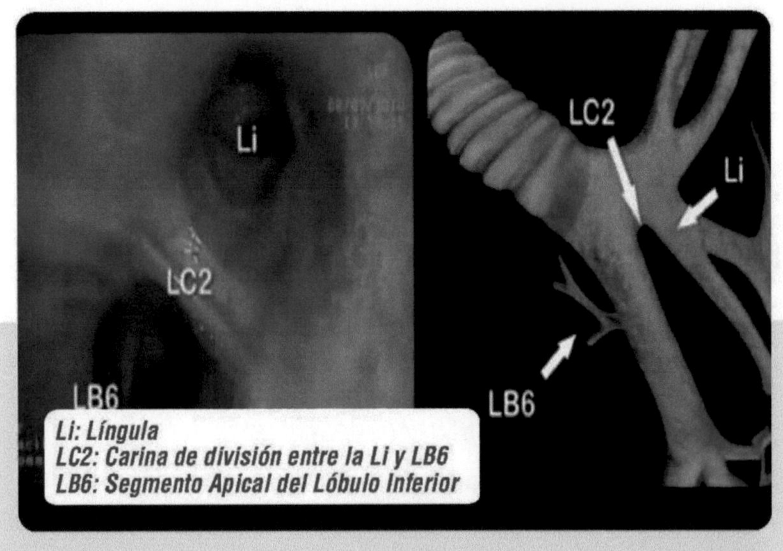

Li: Língula
LC2: Carina de división entre la Li y LB6
LB6: Segmento Apical del Lóbulo Inferior

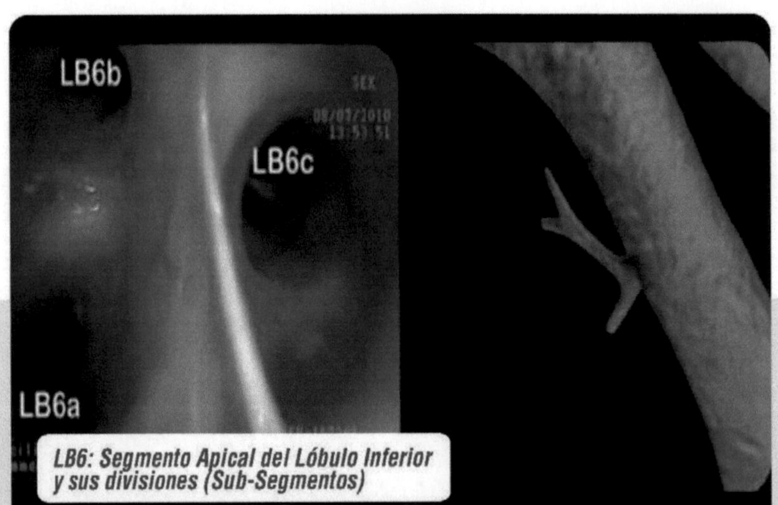

LB6: Segmento Apical del Lóbulo Inferior
y sus divisiones (Sub-Segmentos)

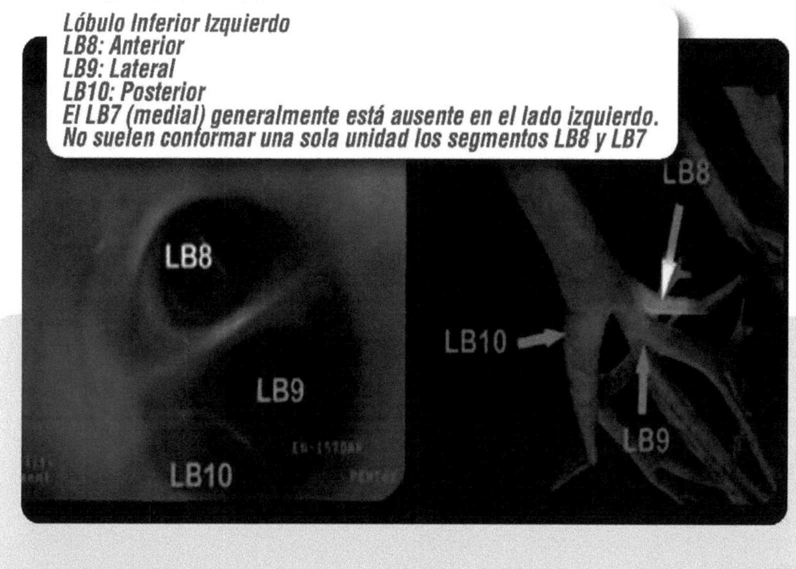

Fuente (3)

Segmentos Basales del Lóbulo Inferior Izquierdo

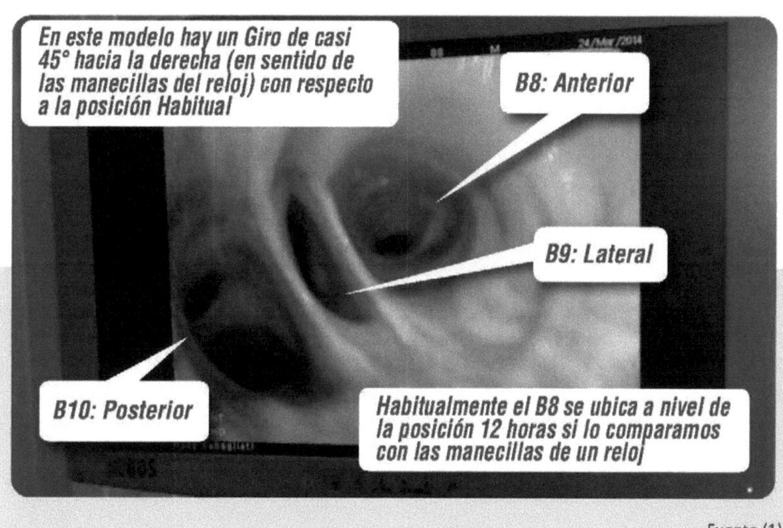

Fuente (1)

Broncofibroscopía Diagnóstica

Técnica del lavado bronquial o Aspirado Bronquial:

Se instilan alícuotas de suero fisiológico entre 5 a 10 mL por vez a través del canal de trabajo del broncoscopio y posteriormente se aspira dicho líquido y se recolecta en un frasco estéril o contenedor plástico, Esta muestra recolectada se enviará a los laboratorios de Microbiología y citología para estudio.

Esta técnica sencilla y habitual se realiza durante todo el procedimiento broncoscópico, no se ha determinado un máximo o mínimo de volumen de suero fisiológico que se pueda instilar. La instilación de suero fisiológico se alterna con la instilación de xilocaína al 2% cuando se ingresa a diferentes segmentos bronquiales para evitar la irritación de la mucosa bronquial y la tos. Recordemos que la xilocaína tiene un efecto bacteriostático por lo que si se quiere una muestra adecuada para estudio microbiológico la instilación de xilocaína debe ser mínima.

Un volumen de suero fisiológico quedará en la vía aérea y será el responsable de la disminución de la PaO_2 luego del procedimiento al ocupar los espacios alveolares. Este volumen de líquido es luego reabsorbido por el organismo. Se calcula que luego de la Broncoscopía la PaO_2 Basal puede disminuir hasta 10 mmHg.

Técnica de cepillado bronquial:

A través del canal de trabajo, se introduce un cepillo simple que tiene como objetivo raspar o cepillar las paredes bronquiales o las lesiones que puedan aparecer en la vía aérea, el cepillo también puede introducirse en los subsegmentos y realizar cepillados de zonas alejadas a nuestra visión endoscópica.

A partir de las muestras obtenidas por cepillado se realizan frotís para estudio microbiológico y citológico.

La secreción obtenida durante el cepillado también puede pasar a cultivo microbiológico.

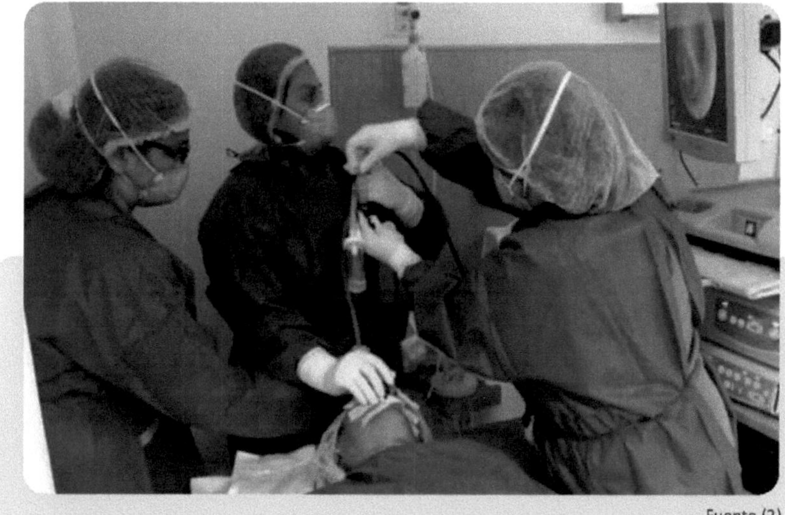

Fuente (2)

Durante la realización de la Broncofibroscopía se inyectan a la vía aérea pequeños volúmenes de suero fisiológico a través del canal de trabajo del equipo para luego ser aspirados. En la foto se muestra el momento en que la enfermera usando una jeringa de 20 mL, inyecta el suero fisiológico.

Técnica de Biopsia Endobronquial:

Si durante la exploración de los bronquios principales, segmentarios o subsegmentarios visualizamos una lesión, procedemos a introducir a través del canal de trabajo una pinza de biopsia , mediante la visualización directa de la lesión se procede a "morder"o biopsiar la lesión con la pinza y enviarla para estudio anatomopatológico o cultivos microbiológicos.

Técnica de Biopsia Transbronquial:

Se utiliza la misma técnica de la biopsia endobronquial, solo que ahora la muestra a tomar ya no es de una lesión ubicada en la vía aérea sino de una lesión en el parénquima pulmonar. Previamente se ha identificado a través de los diagramas anatómicos en que segmento se ubica la lesión y se ha hecho una planificación para decidir a través de que subsegmento bronquial la pinza pasará para llegar a la lesión.

Esta técnica puede complementarse con el uso de fluoroscopía o de tomografía para guíar la inserción de la pinza de biopsia hacia el subsegmento bronquial que nos lleve a la lesión.

Técnica de Lavado Bronco-Alveolar (BAL):

Este procedimiento, que se realiza cada vez más en las unidades de endoscopía respiratoria, requiere de la correcta identificación del segmento a evaluar. A diferencia del lavado bronquial, el **BAL** sólo evalúa el 1% del parénquima pulmonar, requiere de una presión de succión controlada, no se puede realizar después de la toma de biopsias y tampoco se puede emplear xilocaína en la vía aérea. La punta del equipo se enclava en un subsegmento previamente identificado y se inyectan alicuotas de suero fisiológica de 20 a 50 mL por vez, siendo aspirado inmediatamente, llegando a un máximo de 100 mL a 200 mL (Mini **BAL** y **BAL** respectivamente).

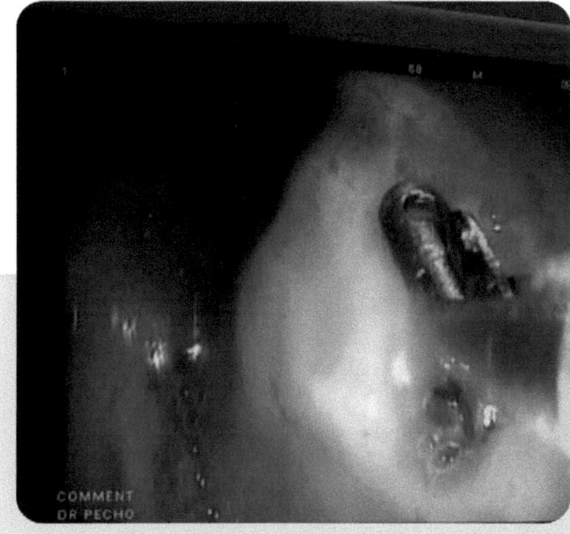

Visión directa de una lesión al ingreso del bronquio tronco derecho

Fuente (1)

El uso de la EBUS dependerá de la frecuencia aplicada y del tamaño del transductor. Éste viene insertado en la punta del equipo de broncofibroscopía y rodeado por una bolsa o cápsula que contiene líquido para mejorar la interfase entre el aire del bronquio y la pared de éste, permite detectar lesiones por fuera de la vía aérea y determinar su localización para una biopsia guiada.

* Altas frecuencias permiten menor penetración pero mayor resolución de la lesión.

* Las frecuencias pueden varíar hasta 7.5 MHz.

* Actualmente hay 3 sistemas aprobados:

    1. Ultra-miniature radial probes (20 and 30 MHz; Olympus, Tokyo, Japan).

    2. Radial balloon probe (20 MHz; Olympus).

    3. Convex probe or curvilinear EBUS (CP EBUS).

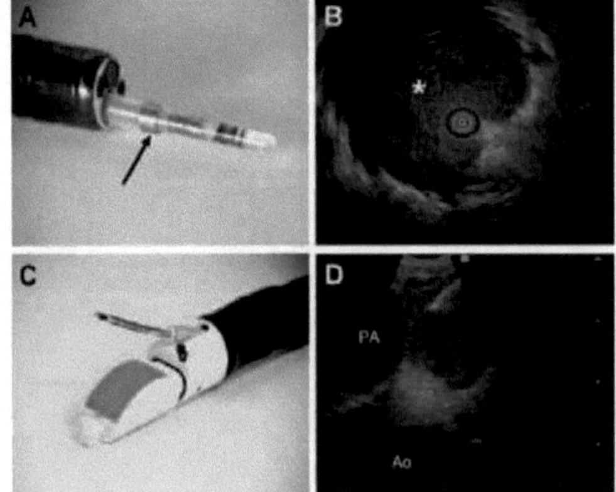

A: EBUS ultra pequeño con visión de 360°

B: Visión de una lesión marcada con *

C: EBUS convencional con visión de 90°

D: Lesión paratraqueal con aguja en posición

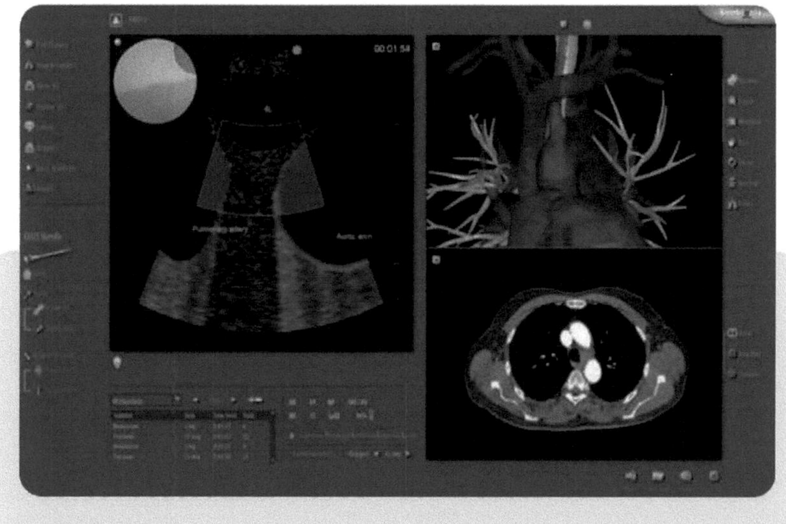

- Es una técnica segura y se puede utilizar para biopsiar linfoadenopatías hiliares y mediastinales durante la broncofibroscopía que previamente han sido identificadas con tomografía.

- Complementa a las técnicas de biopsia transbronquial.

- Consiste en la introducción de una aguja fina a través del canal de trabajo del broncofibroscopio para luego penetrar o atravesar la pared bronquial y punzar un linfonodo. Estas agujas permiten aspirar el contenido que luego es enviado para estudio citológico o microbiológico.

- Esta técnica se ve mejorada con el uso del EBUS, el EBUS identifica la lesión y permite la inserción de la aguja de manera más precisa.

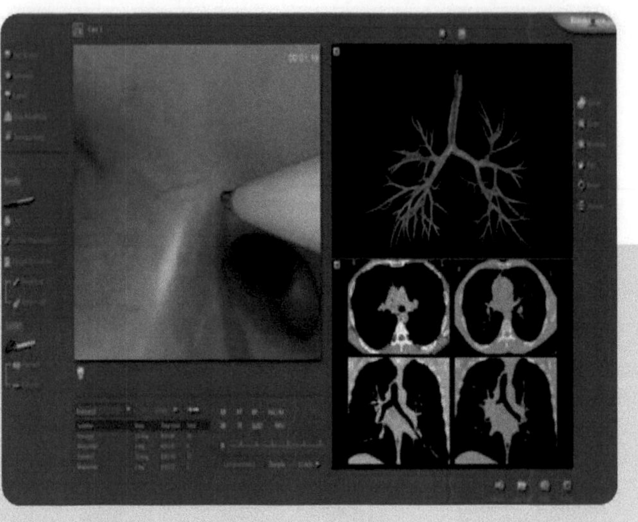

Sirve para la evaluación y diagnóstico de lesiones pulmonares periféricas y linfonodos hiliares y mediastinales.

Usa un campo electromagnético alrededor del paciente, un sensor electromagnético, un canal de trabajo extendido e integra la tomografía computarizada tridimensional para dar imagenes en 3 dimensiones reconstruyendo la vía aéra y la localización de la lesión.

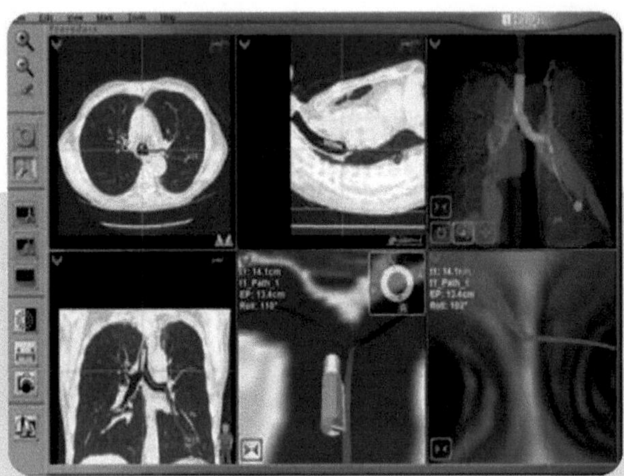

Se desarrolló como una prueba de tamizaje para identificar lesiones centrales intraepiteliales con moderada a severa displasia, carcinoma in situ o neoplasias mínimamente invasivas en pacientes de alto riesgo de padecer cáncer pulmonar.

La Broncofibroscopía Autoflorecente, se basa en la propiedad intrínseca de todos los tejidos de generar fluorescencia. Cuando la mucosa bronquial normal es expuesta a la luz azul (442 nm), ésta emite una fluorescencia verdosa. Cuando existen alteraciones patológicas en el epitelio bronquial, la fluorescencia emitida cambia a un color café-rojizo.

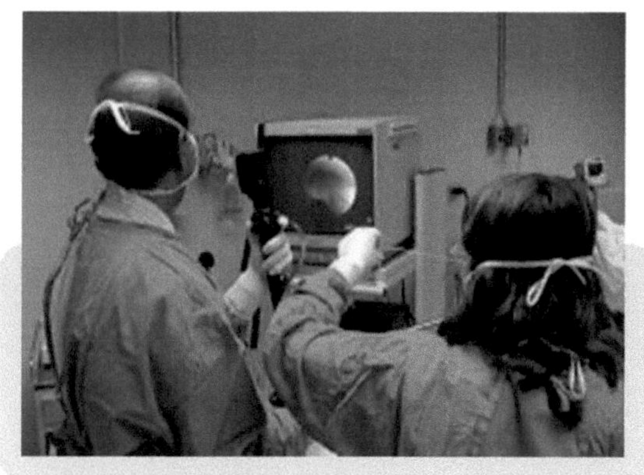

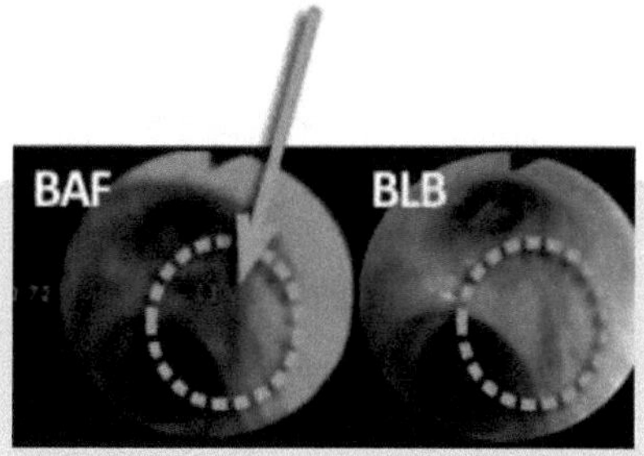

Lesión Pre Neoplásica:
DISPLASIA

Broncofibroscopía Terapéutica

Procedimientos habituales

- Permeabilización de la vía aérea en caso de atelectasias por tapones mucosos.

- Extracción de cuerpos extraños
  - Aunque se prefiere la broncofibroscopía rígida.

- Instilación de agentes esclerosantes como adrenalina o agua fría en caso de hemoptisis
  - De poco éxito en caso de hemoptisis masiva.

- Taponamiento de un subsegmento bronquial de donde procede o se ha identificado sangrado
  - Se usa la punta del broncofibroscopio como tapón o se puede colocar una sonda de Fogarty. De poco éxito, poco usado.

- Lavado Pulmonar
  - En casos de enfermedades que ocupan los espacios alveolares como la proteinosis alveolar, se instila desde una vía aérea mayor grandes volúmenes de suero fisiológico a razón de 1 ó 2 litros para remover el contenido alveolar y mejorar la difusión de gases.

- Otros usos no reconocidos o validados:
  - Aspiración de secreciones en caso de bronquiectasias con abundante broncorrea ("broncoscopía de limpieza")

Para el manejo de lesiones obstructivas endobronquiales

- Citorreducción de los tumores de la vía aérea
  - Se requiere proteger la vía aérea usando una máscara laríngea.

- Electrocauterización endobronquial o diatermia
  - En caso de lesiones benignas la electrocauterización puede considerarse curativa para tumores endobronquiales.
  - Se debe usar concentraciones de oxígeno menores a 40% para evitar la combustión y fuego.

- Coagulación con Argón -Plasma
  - Para la citorreducción de tumores obstructivos endobronquiales.
  - Para el tratamiento de la hemoptisis en pacientes con anormalidades endobronquiales.

- Láser Termal (Nd-Yag)

- Crioterapia y Crioextracción
  - Consiste en el uso de temperaturas por debajo de 0 °C para la citorreducción y corte de la lesión
  - Una variante es la criobiopsia para tomar muestras más grandes que las habituales obtenidas por pinza de biopsia endobronquial
  - Considerada como una opción en lesiones que no estrechan críticamente la vía aérea

- Terapia Fotodinámica
  - En caso de pacientes con estrechez crítica de la vía aérea

- Braquiterapia
  - No es de elección en pacientes que tienen la opción de radioterapia externa
  - Considerada de elección en casos de hemoptisis en cáncer central de pulmón localmente avanzado

- Soporte de la vía aéra con stent
  - Stent metálicos autoexpandibles para el manejo de la compresión de la vía aérea extrínseca
  - Se utilizan también luego de la citorreducción de lesiones endobronquiales para mantener la vía aérea permeable
  - Puede usarse junto a radioterapia externa para mejorar el estado de la vía aérea obstruida
  - Se deben usar con precaución en enfermedades benignas por sus complicaciones a largo plazo y su dificultad para la extracción.
  - En caso de lesiones benignas son la última opción terapéutica

Colocación de Válvulas Endobronquiales para manejo del enfisema

- En pacientes seleccionados con enfisema severo e hiperinflación con enfermedad heterogénea y en ausencia de hiperventilación contralateral significativa. Son válvulas unidireccionales que sólo permiten la salida del aire desde la zona enfisematosa.

Termoplastía bronquial en Asma

- Es un opción de tratamiento en casos de asma severa no controlada a pesar de haber maximizado la terapia inhalatoria.

REFERENCIAS

1. Sala de Broncofibroscopía del Servicio de Neumología del Hospital Nacional Edgardo Rebagliati Martins.
2. Sala de Broncofibroscopía del Servicio de Neumología del Hospital Guillermo Kaelin de la Fuente.
3. Segmental Anatomy and Bronchoscopy. School of Respirology. VU University Medical Center Amsterdam. www.bronchoscopy.nl.
4. Andrew R. Haas, Anil Vachani et al. Concise Clinical Review: Advances in Diagnostic Bronchoscopy. Am J Respir Crit Care Med Vol 182. pp 589–597, 2010.
5. I A Du Rand, P V Barber, J Goldring et al. British Thoracic Society guideline for advanced diagnostic and therapeutic flexible bronchoscopy in adults. Thorax 2011;66:iii1eiii21. doi:10.1136/thoraxjnl-2011-200713.
6. J Flandes Aldeyturriaga, A Ortega Gonzáles. Manual Separ de Procedimientos: Necesidades y Organización de una unidad de endoscopía respiratoria. 2008.
7. J Flandes Aldeyturriaga, P Díaz-Agero Álvarez. BRONCOSCOPIA DIAGNÓSTICA Y TERAPÉUTICA. Monografías de la Sociedad Madrileña de Neumología y Cirugía Torácica. Volumen X – 2007.
8. Du Rand IA,Blaikley J, Booton R, et al. Thorax 2013;68:i1–i44. British Thoracic Society Guidelines on Diagnostic Flexible Bronchoscopy in adults.
9. Prudencio Díaz-Agero Álvarez, Javier Flandes Aldeyturriaga. Broncoscopia Diagnóstica y Terapéutica. Monografías Neumomadrid. Volumen x / 2007.
10. I.Alfageme Michavila , N. Reyes Nuñez, et al.Broncoscopia. Técnicas Diagnósticas. Neumosur.
11. Pallav Shah MD FRCP. Atlas Of Flexible Bronchoscopy. 2012.

Dirigido a Médicos, Residentes, Internos, Alumnos e Interesados en General.

Manual Básico de Broncofibroscopía y Procedimientos Endoscópicos.
Primera Edición. Octubre 2014.

Octubre 2014.

Comentarios:

samuelpechosilva@gmail.com - 992724244

yolanda_bravo22@yahoo.es - 943121490

NOTAS:

NOTAS:

NOTAS:

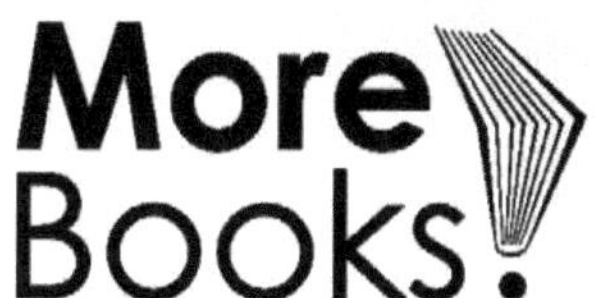

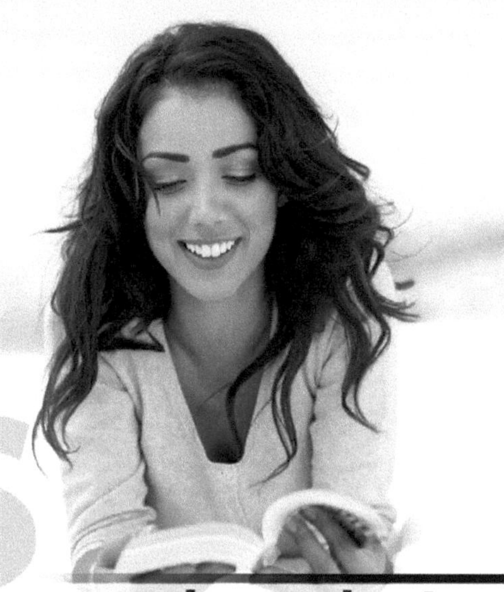

yes
I want morebooks!

Buy your books fast and straightforward online - at one of the world's fastest growing online book stores! Environmentally sound due to Print-on-Demand technologies.

Buy your books online at

www.get-morebooks.com

¡Compre sus libros rápido y directo en internet, en una de las librerías en línea con mayor crecimiento en el mundo! Producción que protege el medio ambiente a través de las tecnologías de impresión bajo demanda.

Compre sus libros online en

www.morebooks.es

SIA OmniScriptum Publishing
Brivibas gatve 197
LV-103 9 Riga, Latvia
Telefax: +371 68620455

info@omniscriptum.com
www.omniscriptum.com

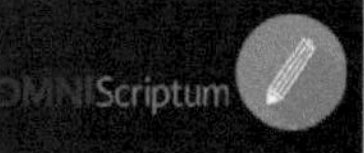

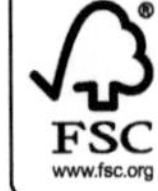

MIX
Papier aus verantwortungsvollen Quellen
Paper from responsible sources
FSC® C105338

Printed by Books on Demand GmbH, Norderstedt / Germany